老年人及残疾人安全防护常识

任 洪 主编

中国社会出版社

图书在版编目(CIP)数据
老年人及残疾人安全防护常识/任洪主编．—北京：
中国社会出版社，2006.7
ISBN 978-7-5087-0983-3

Ⅰ．老…　Ⅱ．任…　Ⅲ．①老年人—安全—常识
②残疾人—安全—常识　Ⅳ．X9-62

中国版本图书馆 CIP 数据核字(2006)第 070660 号

书　　名：老年人及残疾人安全防护常识
主　　编：任　洪
策划编辑：王紫千　杨春岩
责任编辑：张博超　路　广

出版发行：中国社会出版社　邮政编码：100032
通联方法：北京市西城区二龙路甲 33 号新龙大厦
电话：(010)66080300　(010)66083600
(010)66085300　(010)66063678
邮购部：(010)66060275　电传：(010)66051713
网　　址：www.shcbs.com.cn
经　　销：各地新华书店

印刷装订：中国电影出版社印刷厂
开　　本：145mm×210mm　1/32
印　　张：4
字　　数：80 千字
版　　次：2006 年 7 月第 1 版
印　　次：2014 年 3 月第 8 次印刷
定　　价：10.00 元

前　言

老年人和残疾人是最容易遭受各种灾害威胁的人群，作为弱势群体，他们的安全状况已引起社会的广泛关注。

本书根据老年人和残疾人的生活特点，深入了解他们在日常起居中存在的各种不安全因素，介绍了如何防盗、防抢、防骗、防突发事故以及如何面对各种自然灾害，指出潜藏在他们身边的隐患以及注意事项。旨在增强他们的自我防范意识，使其掌握一些身处各种灾害威胁时的生存本领和逃生技能，提高应对各种灾害的能力。一旦面临灾难，可以迅速摆脱险境，确保他们的生存安全和生活幸福。

目　录

二、日常生活中应掌握的安全防护常识

一、发生自然灾害及突发公共事件时的安全防护常识

（一）台风来临时怎么办

避灾·防护

台风可带来一系列的问题，不仅会出现大风、雷雨、暴雨等极端天气，还会导致停水、停电、房屋倒塌等，使我们的生活受到影响。

1．台风来临前应该减少外出。

2．拴紧门窗。

3．应将阳台、窗外的花盆等物品搬到室内。

4．雷雨期间尽量关闭电器等设施。

5．如果居住的是危房，请事先与当地政府联系。

6．备好所需的食物、净水、药品以及相关的生活必需品。

7．密切关注台风动向，注意收看、收听有关

媒体的报道。了解台风的最新情况，做好自防自救工作。

8. 家中突然停电，应马上拔掉电脑、电视等电源插头，关掉电灯。应急灯可提前充电，冰箱中应该准备冰块。

9. 台风来临时不要在玻璃门窗处观看。

小贴士

台风对人的主要伤害有外伤、骨折、触电等。外伤主要是头部外伤，被刮倒的树木、电线杆或高空坠落物如花盆、瓦片等击伤。电击伤主要是被刮落的带电的电线击中，或踩到掩埋在树木下的电线。走路时观察要仔细，以免踩到电线。

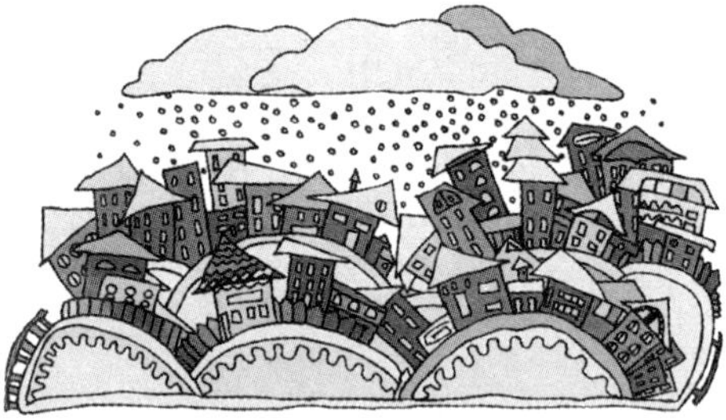

(二)龙卷风来临时怎么办

避灾·防护

龙卷风来临时，应马上进入楼房中心，选择封闭、无窗户的区域躲避，如厕所等。楼梯处是最好的避险地。可蹲在地上，双手护住头部。

1. 应随身携带毛毯、布垫等物在避险时护住身子，以防被坠落物砸伤。

2. 强风过后，也许房屋的门、窗、房顶已被卷走，如果没有受伤，应抖落身上的碎杂物，在附近安全处等待救援人员的到来。不要四处跑动，因房屋已被损坏，随时都可能有东西砸落下来。

小贴士

1. 求救时可以用自身携带的哨子或敲打罐头盒子等物。

2. 不应进入电梯。大风可导致停电，有可能会被困在电梯中。

3. 应远离门窗处，更不可开窗、开门观看。

(三)地震前的准备

避灾·防护

1. 预留出一些食物、饮水和药品。

2. 将各种御寒的被褥找出来，放在易取的地方。

3. 将家中高架上的物品取下，防止掉落时砸到人。

4. 城市中井水少，因地震很可能引起断水，所以每天必须准备出一些应急的饮用水。

5. 准备一些现金。 因为地震可能会造成食物短缺，物品价格较平常要昂贵，所以要多准备一点，有备无患。

6. 准备一双逃离时行走方便的鞋子。

7. 带一个半导体收音机，随时收听新闻，以便了解最新的动向。

(四)地震来临时怎么办

避灾·防护

1. 首先应该保护好头部，防止被坠落的物品砸中，应该就近蹲到桌子下或墙角处，并用被子或坐垫护住头部，也可以到较狭窄的空间躲避，如厕所、储藏室等，但必须把门打开，准备随时逃离。

2. 当剧烈的震动停止时，应切断一切电源和火源，穿上厚底鞋，不要盲目向外逃跑，防止门上有物体砸落下来。

3. 逃出之前，应带上急救药袋和食品及饮用水，与邻居共同向宽阔的马路附近寻求避灾场所。但要防止在房屋下避灾，一般应离开房屋高度两倍以上的距离，这样比较安全。

(五)老年人和残疾人的急救包

避灾·防护

急救包应常带在身边，里面应该有足够几天用的药物、饮水和其他必需品，以便灾难发生时实施自救。 无论是海啸、地震，还是水灾，都有可能导致饮水匮乏、卫生状况差、食物紧缺、缺少临时的住所和爆发流行病等。

急救包中还应有手电筒、蜡烛、半导体收音机以及一些逃生用具，如毛毯等。

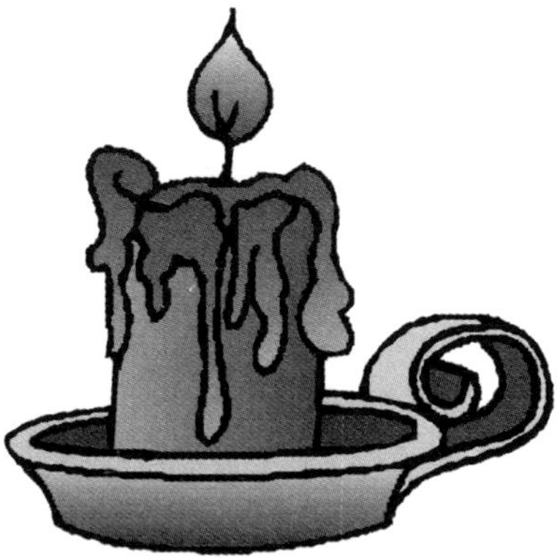

(六)辨别远震和近震，采取不同的避险方法

避灾·防护

当地震发生时，一定不要慌张，应冷静观察。附近地震是以上下颠簸开始，然后才左右摇晃；远震则是以左右摇摆为主。一般的轻微地震和远震不必外逃。

如果是破坏性地震，可在桌下、小居室内暂时躲避，待主震过去后撤至户外。撤离时注意保护头部，可用棉垫、枕头等护住头部逃离。

如果认为已经跑不出去，那么在室内避震也需要因地制宜。

(七)在街上如何避震

避灾·防护

当地震发生时，如果你在街上，应该远离高层建筑物和广告招牌、霓虹灯架等，可以将自己随身携带的包等顶在头上，或者用手护住头，尽可能做好自我防御准备。应远离电线杆、变压器、山坡和危房等地，更要远离过街天桥、油气站、化工厂、水库、河流湖泊等，因为这些地方都是大地震后容易引发次生灾害的地方。所以应该根据具体情况，采用不同的防御措施。

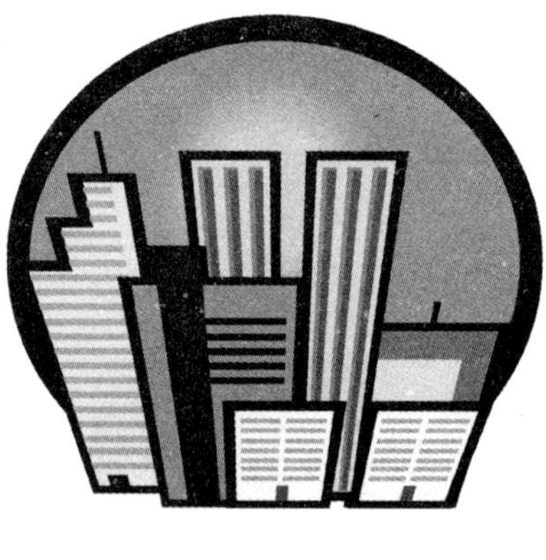

(八)被地震埋压后如何自救

避灾·防护

被地震埋压在废墟下，应该用手或者衣物堵住口鼻，防止房屋倒塌时被呛窒息。 如果双手可以活动应该清除身上的埋压物，然后用木头和石块为自己搭出一个相对安全的空间，可以保持正常呼吸。 如果发现可以逃出，应尽可能设法逃离险境，可以采用爬、蹭等方法，向有亮光的地方移动。 有人救你脱险时，应积极配合脱离危险的地方。

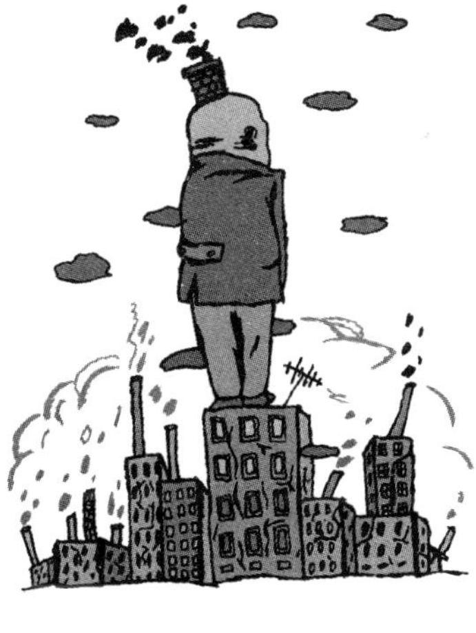

(九)被地震埋压后如果没有自救能力怎么办

避灾·防护

当发现自己失去自救能力时，就不要用力挣扎、呼救，应尽量减少体力的消耗，相信坚持得时间越长，得救的可能性就越大。

这时应该想方设法寻找食物以及替代食品来维持生命。听到外面有声音时，可敲击管道、脸盆、墙壁等物体，让它们尽量发出响声，以引起外界的注意。

小贴士

地震能够引发哪些次生灾害？

地震可引发火灾、水灾、滑坡、剧毒或强腐蚀性物质大量泄漏、疫情蔓延等。因此，当地震发生后，应逃离这些能够发生次生灾害的地方。

（十）住院病人如何避震

避灾·防护

住院病人要听从医院工作人员的统一安排，能转移的马上转移，来不及转移的就地避震。应视具体条件而定。可以就近蹲至墙角或躲到小开间的房间内，如：洗漱间、厕所、注射室等。应远离开水房和抢救室，并采取自我保护措施，护住头部，使自己处于相对安全的地方。

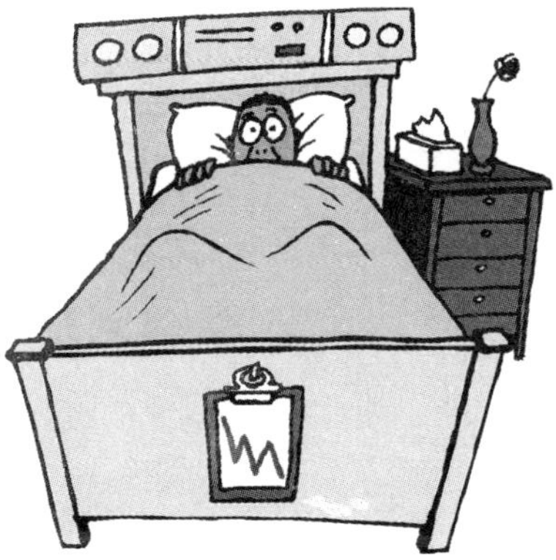

（十一）老年人、残疾人遇险时如何发出求救信号

避灾·防护

弱势群体中，残疾人有的丧失语言功能，年老体弱者无力自救。可采取如下方法求救：

1. 当遇到危险时，可以吹哨子或猛击面盆、饭盒、茶缸等，向周围发出求救信号。

2. 可以用手电筒、镜子反射光等方法，向人们发出求救信号。每分钟闪 6 次，然后再停顿 1 分钟，不断重复。

3. 被大火困在楼上时，可采用抛掷软物求救的方法，可向下抛掷毛巾、手套、手绢、衣物、碎纸屑等物，向地面发出求救信号。

4. 如果在野外遇险，夜间可点燃干柴，白天可点燃干草、树叶，使其冒烟，以引起别人的注意。

（十二）发生水灾时如何逃生

避灾·防护

1. 水灾发生时，如果来不及逃走，可以到高处避险。如：房顶、楼顶、树上等，等待救援人员。

2. 如果水位继续上涨，应提前准备一些衣物和食物。

3. 如果洪水已经涌入家门，应该用塞满沙子、碎石的草袋或布袋、塑料袋等堆在门口。

4. 逃离时，一定要随身准备哨子、手电筒、旗帜和鲜艳的衣服、床单等。

5. 撤离时应将贵重物品装进袋子，锁在柜中。出门时把房门关好，以免家具被冲走。

6. 撤离时随身携带应急包，以及高热量的糖果和甜点等。

7. 撤离时带上饮用水。饮用水必须储存在可拧紧的塑料瓶或其他密封性好的容器里。

8. 如果躲在高大的建筑物上，无论水怎么涨，也不要向其他地方转移，避免在转移途中发生危险。

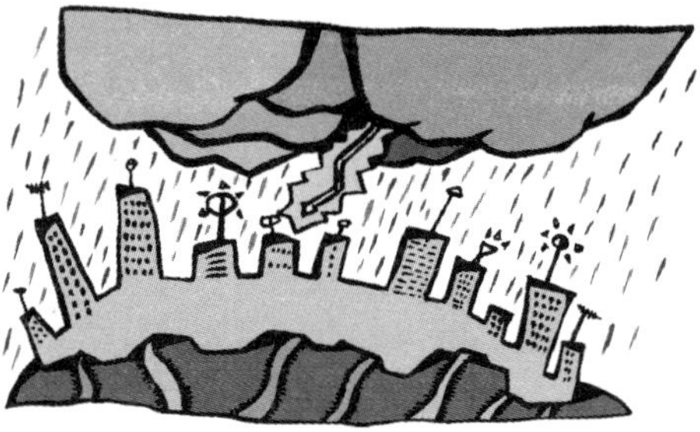

(十三)洪灾发生后如何防止食物中毒

避灾·防护

洪涝灾害发生期间，水会被污染，居住的环境会被破坏，容易造成生活条件恶化、食物中毒和其他食源性疾病。

在洪灾发生时不能吃的食物有：

1. 被水泡过的食物；
2. 已经死亡的畜类和水产品；
3. 严重发霉的粮食；
4. 已经腐败变质的食物。

小贴士

因洪水造成粮食、蔬菜和水果出现少部分霉变和腐烂的，可以经过清洗、挑选和加热处理后再食用。

（十四）遇到旱灾时怎么办

避灾·防护

干旱能使人们用水受限。由于没有水洗衣服和清洁屋子，可导致生活环境恶化。但无论条件怎么艰难，都要注意：

1. 注意饮食卫生；

2. 在极端干旱的条件下，病菌猖獗，饮用水一定要煮沸后再饮用；

3. 注意节约用水。

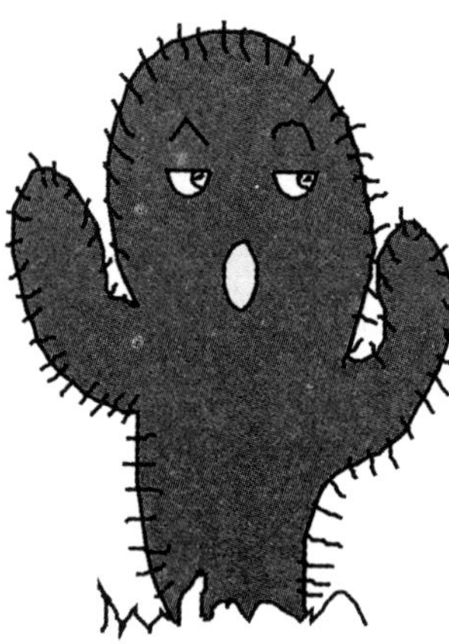

（十五）沙尘暴来临时如何避险

避灾·防护

沙尘暴可以使水、电、交通、通信设施等损毁。沙尘暴来临时，最好不要出门。

1. 街上交通混乱无序，极易发生交通事故。

2. 大风来临时尽可能远离广告牌、窗户、树木，不在下面行走逗留。

3. 一旦出行应该戴上口罩、纱巾等防尘用品，回家后应立即用清水洗脸、漱口，减少感染的机会。大风天气容易诱发咽炎、鼻出血、眼干、角膜炎、气管炎、哮喘等，可对症采取措施。

4. 对沙尘暴引发的疾病从预防的角度来讲，应多喝水、多吃水果，饮食上要增加粥类、汤类等食物以补充水分。

5. 沙尘暴来临时，应把门窗钉紧拴牢。

（十六）寒潮来临前应注意什么

避灾·防护

老年人和残疾人行动不便，在寒潮来临时应尽量少出门。 接到寒潮预警后，应提前做好相关的准备。

1. 在家中提前准备好 10 天左右的食物和饮用水等。

2. 准备好足够御寒的被褥和衣物。

3. 准备可供照明使用的蜡烛和应急照明灯。

4. 各种常备药不可短缺，有病提前就医。

5. 准备一双御寒又防滑的鞋子，以保证出行的安全。

6. 将家中电话、手机等通讯设备提前交费，保证关键时刻能正常使用。

7. 将门前高悬的危险物取下，以防风雪来临时出现危险。

8. 保护好自来水管不被冻住。

（十七）寒潮来临后应注意什么

避灾·防护

1．寒潮来临后家中的温度自然会降低，应事先准备好御寒被褥、电热毯、电暖器等。在使用中应注意不让电量超载，过了使用期限的电器尽量不要使用，以免发生危险。

2．使用煤气或煤炉取暖时应防止一氧化碳中毒。气候异常、气压偏低时应格外注意。晚间临睡前应掏空炉膛内的煤炭，以防半夜气压偏低或大雪的覆盖，造成煤烟倒灌。

3．在取暖时注意，如果出现头痛、呕吐、晕眩等情况，应马上打开门窗。

4．寒潮来临时，体弱多病的老年人，特别是患心脑血管疾病者应防止发生意外，多注意身体的保健。

（十八）冰雪天将要摔倒时怎么做

避灾·防护

冰雪天气假如不慎摔倒，轻者擦破皮，重者造成骨折和内伤。在将要摔倒的一瞬间，应该怎样自我保护呢？

1. 迅速收回上臂，前臂抱在胸前，尽量低下头，将身体缩成团状。这样顺势翻滚，可以起到缓冲的作用，保护内脏不受伤害，也可以减少骨折造成的伤害。

2. 在冰雪路上行走，应小步慢行，千万不可背着手或将手揣在裤兜里行走。

（十九）发生化学事故时如何应急

避灾·防护

当发生危险化学品气体或液体溢出或泄漏造成严重危害环境和人身安全的事故时，应积极配合社区工作人员及时转移到安全地方。

1. 遇到化工厂着火、毒气泄漏时，不要顺风跑，要绕到上风方向去，并用湿毛巾捂住口鼻。

2. 在家如果来不及撤离，应将门窗关严，把门窗缝用布条、毛巾堵住。

3. 尽可能戴上手套、穿上雨衣，或用床单护住皮肤。

小贴士

如何预防化学事故？

1. 了解身边危险化学品的性能。

2. 居室内不要存放危险化学品。

3. 乘坐车、船、飞机时不要携带危险化学品。

（二十）发生核泄漏时应该怎么办

避灾·防护

发生核泄漏时，政府会发布警报。得到警报后应该立即做到：

1. 进入室内，关好门窗，不要外出。

2. 按规定及时服用预防药物，不要动用污染区的水和食物。

3. 随身携带半导体收音机，随时注意事故的相关报道。

4. 如果需要撤离，应马上收拾随身物品，配合职能部门撤到安全地点。

5. 撤出污染区后，应将被污染的衣物丢弃或清洗干净。

（二十一）遇到空袭时怎么办

避灾·防护

1. 先关上电灯、关闭燃气、熄灭炉火，然后带上防护必需品和生活用品进入人防工事。在此期间应听从有关部门指挥人员的统一指挥。

2. 如果在室内应该藏在小房间和厨房内就地卧倒。

3. 如果在商场，应听从现场指挥，不要随便拥挤到门口。

4. 如果在街上应该就近选择洼地、土堆旁卧倒。

小贴士

空袭前应准备什么？

1. 熟悉周围的防空隐蔽设施，明确疏散、隐蔽路线。

2. 用胶带将窗户玻璃贴上“米”字型，以防空袭时玻璃被震碎。

3. 随身携带一个应急包。

（二十二）公共突发事件的预警和发布

避灾·防护

根据预测分析的结果，对可能发生和可以预警的突发公共事件进行预警。预警的级别依据突发公共事件可能造成的危害程度、紧急程度和发展势态，一般划分为四级：Ⅰ级（特别严重）、Ⅱ级（严重）、Ⅲ级（较重）、Ⅳ级（一般），依次用红色、橙色、黄色和蓝色表示。

预警信息包括突发公共事件的类别、预警级别、起始时间、可能影响的范围、警示事项、应采取的措施和发布机关等。

预警信息的发布、调整和解除可通过电视、报刊、通信、互联网、警报器、宣传车或组织人员逐户通知等方式进行。对老、幼、病、残、孕等特殊人群，以及学校等特殊场所和警报盲区，应当采取有针对性的公告方式。

二、日常生活中应掌握的安全防护常识

(一)防发芽马铃薯中毒

安全·防护

马铃薯的有毒成分是龙葵素，它对肠胃壁黏膜具有较强的刺激性和腐蚀性，对中枢神经系统有麻痹作用。

马铃薯中毒的潜伏期很短，一般在 10 分钟至几小时。开始感觉喉部发痒、有烧灼感，继而出现头晕、耳鸣、呼吸困难，甚至出现呼吸中枢麻痹以至死亡。

小贴士

1. 不应食用发了芽的马铃薯。
2. 发芽未变质的马铃薯，可将发芽的芽眼彻底挖去，将皮肉青紫部分削去，然后在冷水中浸泡30～60分钟，使残余毒素溶在水中，然后清洗干净。烹调时加食醋，充分煮熟再吃。加热和醋能使龙葵素分解。

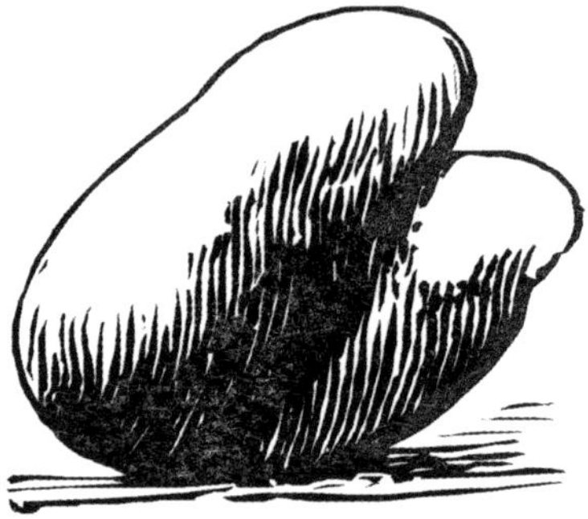

(二)防菜豆中毒

安全·防护

菜豆包括芸豆、梅豆角、四季豆等，如果大量进食未做熟或贮藏过久的菜豆即可中毒。

菜豆中的纤维有利于降低人体内的胆固醇，适用于高血脂人群，还能加强胃肠蠕动，有利于防止便秘，是老年人喜食的菜类。但是如果加工不当，食用后就会引起中毒反应，潜伏期 1～5 小时，中毒程度与摄入量的多少是一致的。有恶心、腹痛、心慌、出冷汗、畏寒、四肢麻木等症状。这是因为菜豆中有豆素及皂素两种毒性物质，不煮熟食用有凝血作用。

小贴士

1. 加工菜豆时，不要仅仅为了好看，保持色泽鲜绿而不做熟，这样容易发生中毒现象。
2. 应采用炖、焖等方法，这样食用起来才比较安全。
3. 勿食用贮存过久、已经腐烂霉变的菜豆。

（三）防荔枝中毒

安全·防护

荔枝果质甜美，口感极佳，许多老年人都喜欢吃。如果一次吃得太多，反而会得病。这实际上是人体摄入了过多有机酸所引起的中毒症状。荔枝肉中含有一些有毒的有机酸，这类物质摄入过多会引起中毒症状。发病时，可感到头晕、出汗、面色苍白、疲乏无力及心悸，严重时还会出现昏迷和内循环衰竭。

小贴士

1. 不要一次大量进食荔枝。
2. 更不要连日大量进食荔枝。这不仅影响食欲，还会使其他食物摄入量减少，热量摄入不均衡。当机体储糖量减少时，机体内的脂肪蛋白未能及时补充，就会导致血糖下降，出现血糖减少症状。

（四）防蜂蜜中毒

安全·防护

蜜蜂采集花粉蜜源是有选择的，一般不会采集有毒花粉，但是当花粉蜜源少时，就会采集有毒花粉，如雷公藤属植物等。人食用了这种含有毒素的又未经过提炼和处理的生蜜，就会引起中毒。主要对神经系统和心血管系统起毒害作用。表现为：头痛、腹泻、心悸、发热、口唇及四肢麻木等，重者可导致血压下降、呼吸衰竭而死亡。

小贴士

1. 不要在路旁买“生蜜”。
2. 食用之前要先将蜂蜜熬熟。
3. 有毒的蜂蜜色泽较深，尝后感到有苦涩或麻口等异味感觉。

(五)防误食猪甲状腺中毒

安全·防护

猪的甲状腺中毒最为常见。甲状腺是一种内分泌腺，可以分泌激素促进机体的新陈代谢和正常发育。猪的甲状腺在气管与喉头连结处，食用3克以上就可中毒。

人们多数是在进食后1日内发病。其症状是：头晕、乏力、四肢酸痛，重者可出现心跳、多汗、烦躁不安、手震颤等症状，严重的可发生心律失常。

小贴士

1. 不要购买地摊上的猪肉，应购买有检疫证明的肉，这种肉在出售前，工人都将甲状腺体摘除。
2. 动物的甲状腺性质稳定，一般必须在600℃以上的温度加热才能被破坏，因此必须将猪肉彻底做熟后再吃。

3. 一次吃了新鲜甲状腺3克以上，便有可能发生中毒。

4. 如果发生中毒，首先要催吐，必要时需去医院洗胃、导泻、输液等。回家后要卧床休息，吃高蛋白、高糖饮食及口服大量B族维生素和维生素C。

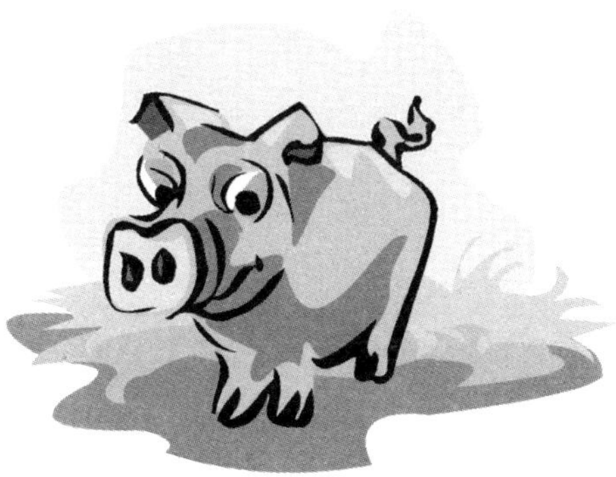

（六）防贝类中毒

安全·防护

许多可供食用的贝类，在摄取了有毒的藻类后就被毒化了。当人们食用后，会出现恶心、呕吐、腹痛、腹泻、唇舌麻木、胸闷乏力等症状，部分人还会出现低烧和昏迷。它的潜伏期一般为10～12小时，表现为突然发病。

小贴士

1. 贝类的毒素主要在内脏中，食用前应摘除内脏、洗净煮熟后食用。
2. 注意当地海洋环保部门发布的有关海域的赤潮信息，赤潮海域的贝类不能食用。

（七）防豆浆中毒

安全·防护

老年人为了保养身体，往往喜欢食用豆浆。虽然豆浆营养丰富，但是如果食用了未经充分煮沸的豆浆，就会产生中毒现象。

这是因为生大豆含有一种有毒的胰蛋白酶抑制物，如果加热不彻底，酶类就不能及时分解，喝了就会对肠胃产生刺激作用。一般在饮后数分钟或1小时发病，主要症状表现为头晕、恶心、小腹疼痛，有的患者还伴有呕吐和腹泻等食物中毒现象。当出现这种现象时应立即去医院救治。

小贴士

当豆浆加热到80℃～90℃的时候，会出现大量的浮沫，给人一种假象，认为已经开锅了。但这时的温度不能破坏豆浆中的皂甙物质，不能消除胰蛋白酶抑制素的不利影响，因此在豆浆出现所谓的“沸腾”后，应再继续加热3～5分钟为宜。

如果煮开时间过长，也会破坏豆浆的营养成分，所以煮豆浆一定要控制好火候。

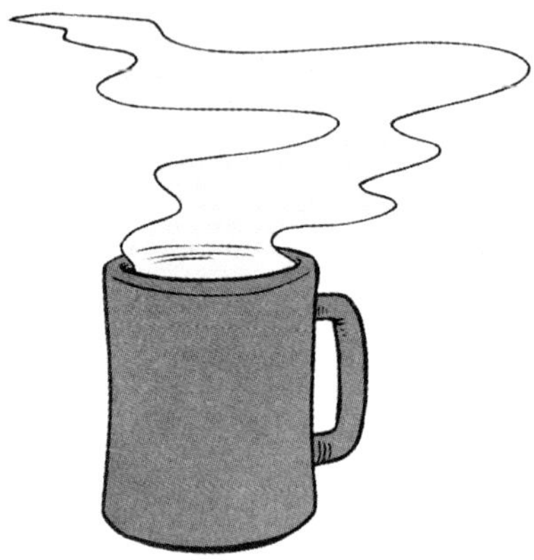

（八）不洁食物与时间过久的剩饭不能吃

安全·防护

老年人不喜欢浪费，加上行动不便，往往做一次饭要吃上几顿。尤其是节假日子女来看父母吃剩的饭菜能吃几天甚至一周，这样不仅使自己的身体营养不均衡，也容易引起食物中毒。

食物中毒是因细菌污染食物而引起的一种以急性胃肠炎为主要症状的疾病，最常见的为沙门氏菌类污染，以肉食为主。葡萄球菌引起中毒的食物多为乳制品及糖果、糕点等，因此应禁食霉烂变质的食品。

食物中毒，一般在食后 1～10 小时左右发病，会出现恶心、呕吐、腹痛、腹泻、吞咽困难、失语等。发生食物中毒时，应及时到医院救治，千万不要自己先吃点药看一看再说，耽误了救治的时间。如果自己已经不能行动，应该拨打 120 急救电话。

（九）防毒蘑菇中毒

安全·防护

毒蘑菇中含有植物性的生物碱，具有极强的致毒性，对肝、肾、心脏及神经系统都有伤害。

有毒的蘑菇有很多种，不慎食用可引起胃肠炎，甚至引起剧烈呕吐、血压下降、神经分裂、肝脏肿大、手指颤抖等症状。全国每年都有因吃毒蘑菇而中毒死亡的事例。

小贴士

1. 不要随意食用自己采摘的野生蘑菇。

2. 不要到流动商贩处购买野蘑菇，应尽量到大商场购买。

3. 如果发现中毒应大量饮温开水或淡盐水，然后用汤匙压舌根催吐。

4. 马上去医院救治。

(十)防止甲醛伤害

安全·防护

甲醛是一种无色带辛辣味的刺激性气体。在日常生活中我们经常能够接触到一些缺乏冷冻条件的流动商贩，用甲醛来保鲜食品；劣质的家装、家具及涂料中都使用甲醛系列黏合剂。甲醛可持续释放10年之久，对人体健康造成伤害。

甲醛是经呼吸道、皮肤进入人体的，主要损害呼吸系统，对皮肤、黏膜有刺激作用。表现为流泪、眼结膜充血、视物模糊和鼻、咽、喉部有烧灼感、咳嗽、气短、哮喘等，并可导致鼻咽癌、肺癌及白血病。

小贴士

1. 新装修的房屋，应开窗换气，一周至半月后再住进去。
2. 对外观鲜亮、厚重、坚挺的水发食品应回避。
3. 新买回的内衣，穿前先用清水浸泡洗涤。

（十一）防止氨水伤害

安全·防护

氨水具有强烈的腐蚀性和刺激性臭味，会对呼吸道黏膜造成伤害。 它还会转化成亚硝酸盐类致癌物。

人食用了含有残留的氨的食品后，氨将进入人体的血液循环系统，会对人体的中枢神经系统造成破坏，出现语言障碍、视力模糊等。

一些不法商贩为了美观，会在制作粉丝、蜜饯、火腿时加入氨水，对消费者造成伤害。

小贴士

1. 注意那些颜色特别鲜亮，而且特别不耐煮的粉丝。
2. 不到流动商贩处购买色泽均一、鲜亮的蜜饯等食物。
3. 氨水是化肥的一种，易溶于水，呈碱性。在氨水分装、运输和使用过程中，不慎溅入眼睛的事故常有发生。当眼部被氨水灼伤后，应立即就地做眼部冲洗。如不采取急救措施，可造成角膜溃疡、穿孔，还可引起眼内炎症，最终导致眼球萎缩而失明。

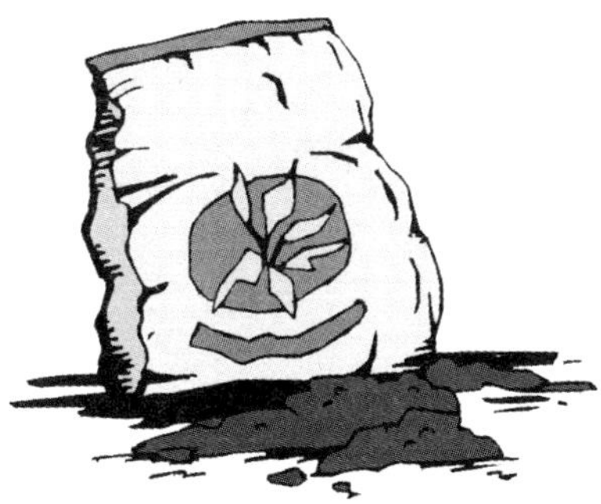

(十二)防止误点误擦眼药水

安全·防护

日常生活中家庭常备有消炎药水、眼药水、脚气水、滴耳剂、滴鼻剂等液体药品，这些药品放在一起，有时老年人和部分残疾人因眼睛视物有障碍，会随手拿错滴入眼内，造成眼睛疼痛不适，甚至损伤眼睛。

小贴士

1. 立即用清水冲洗患眼，尽量将药液冲出。多数经此处理后可缓解眼部不适。
2. 如上述处理无效，应马上到医院，同时别忘了带上误用的药水。
3. 避免将各种药水放在一起，每种药水瓶上应该有明显的标记。

（十三）如何防止鼻子出血

安全·防护

鼻子出血的原因很多，包括外伤、高血压、炎症、血液病、鼻腔肿瘤、肝病等等。挖鼻孔、打喷嚏、擤鼻涕均可使鼻毛细血管破裂出血。多数情况下鼻出血量较少，经过处理后均可止住流血。鼻出血可出现于各种时间和季节，多数出血可自止或将鼻捏紧后自止。然而，流鼻血的时候，很多人习惯把头仰起，误以为血不外流就是不出血，还有的人甚至认为流出的血是宝贵的，咽下去可以吸收，其实这都是不正确的做法。

小贴士

1. 保持镇静、不要紧张，因为紧张会使血压升高出血加重。
2. 让患者用嘴呼吸，用拇指和食指紧紧捏住两侧鼻翼及稍上方处，以压迫出血点，持续约10分钟。同时不要讲话、吞咽、咳嗽，可轻轻吐出流入嘴里的血液，注意不要用力。

3. 10 分钟后缓缓松手，如果鼻子仍出血，可再次按压 10 分钟。

4. 如果上述方法无效，可用干净的棉花或纱布小心塞入出血侧鼻腔，注意既要尽可能塞紧些，又要防止黏膜擦伤。

5. 如果是由高血压和外伤引起，必须马上去医院救治。

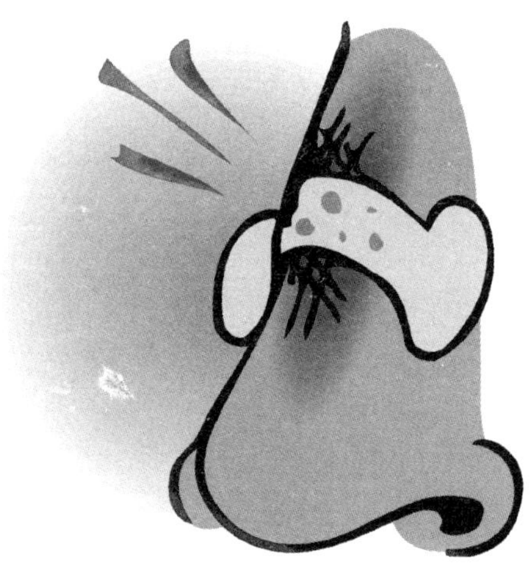

(十四)如何防止咽部及食道异物

安全·防护

在进食鱼、枣等物时，因进食太快、太急或说笑，往往会发生鱼刺、枣核等卡在咽部或食道中的情况。有时在进食时假牙也可能会脱落在咽部或食道。吞入小而光滑的物体一般不会造成伤害，但也可能引起窒息。

小贴士

1. 误咽了尖而大的物体后，应立即到医院救治。
2. 如果是鱼刺，可用汤匙柄或牙刷柄等按压住舌根，在手电筒等照明的情况下，让患者发出“啊”的音，用无齿镊子取出。注意不要损伤口腔黏膜，如取不出或看不见应到医院就诊。
3. 不要强行大口吞咽食物或硬食以试图把异物咽下，或用手指挖取，这些办法会把浅表异物推向深部，增加患者的痛苦及治疗上的困难。

4. 出现吞食异物后不要再进食任何东西，因医院可能会进行麻醉取物。

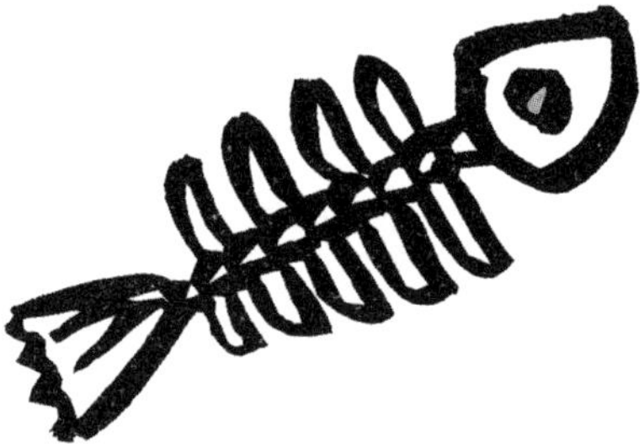

（十五）口腔出血怎么办

安全·防护

口腔黏膜内壁、牙龈、舌头，因碰撞、拔牙等原因可造成出血。如处理不当，会出血不止，大量出血如吞咽下去，可造成呕吐。

小贴士

1. 头部略向出血侧前倾，使出血易流出。
2. 用一块干净的纱布、手帕等物盖住伤口，用手指按压住伤口 10 分钟以上，注意千万不要揉伤口。
3. 如果还有出血，则可再更换一块。同时将口腔内血液吐出，以防咽下后呕吐。
4. 如果伤口较大或出血不止，应立即到医院就诊。
5. 出血停止后 12 小时之内不要进食过热的食物。

（十六）牙槽出血怎么办

安全·防护

牙槽出血多为拔牙后或意外掉牙后发生，且出血较多。

小贴士

1. 用小块纱布垫卷成圆柱状，使其正好能塞进牙齿的间隙，放在出血的牙槽上。
2. 用力咬布，使其对牙槽压迫止血，持续 10 分钟以上，逐渐减少压力。
3. 如果牙槽继续出血，需要延长压力时间，或重新换一块布垫，继续咬住止血。
4. 在取下布垫时，尽量不要拉掉已形成的血痂。
5. 出血停止后 12 小时内不要吃热的食物。
6. 如上述方法无效，应到医院牙科就诊。

（十七）皮肤不慎接触到硫酸怎么办

安全·防护

正常人的皮肤接触强酸、强碱等高浓度液体后，会发生红斑、丘疹或水疱，甚至大面积的溃疡、皮肤坏死，患者有瘙痒感、烧灼感，严重时可发热。

小贴士

1. 立即用凉开水或生理盐水把硫酸洗净。
2. 切忌搔抓和用热水、肥皂烫洗。
3. 皮肤渗液多时，可用3%的硼酸溶液湿敷。
4. 红、肿、水疱可采用炉甘石洗剂外擦。
5. 如继发感染，应去医院就诊。

（十八）呼叫救护车时的注意事项

安全·防护

不少老年求救者由于紧张，打电话叫救护车时常常语无伦次，因而不能将准确信息讲清楚，特别是把事故和病人的情况清楚地告诉救护人员，这是急救工作中应当注意的。

小贴士

1. 护人的伤病状况。什么事故？几人受伤？或者什么病，什么症状？
2. 患者姓名、电话号码、所在地址、所在地附近的重要标记（以便寻找）。
3. 如有时间，还可报告已进行了什么样的紧急处理。若不知道该怎样处理，也不妨用电话请教应急处理办法。
4. 护送患者的人员，不要准备过多的携带物品，应将患者最重要的情况向医护人员说明，以便取得及时、有效、准确的救护。

（十九）被铁钉扎伤怎么办

安全·防护

由于不留神被铁钉扎伤，切不可以为这是小伤而不予处理。正因为伤口小、出血少、脏东西排不出来，才容易引起化脓感染。而伤口深，则极易发生破伤风。

小贴士

1. 脚被扎伤后，首先应将铁钉拔出，然后用双手大拇指将伤口内的血挤出来，让伤口内带菌的脏东西随血排出。随后用碘酒或酒精局部消毒，再用消毒纱布对伤口进行包扎。伤口处理完毕，再到医院治疗。
2. 被铁钉扎伤者一定要在 12 小时以内注射破伤风抗毒素，因为一旦染上破伤风，治疗是非常困难的。据临床统计，破伤风患者的死亡率在 70%～80%之间。

(二十)被狗咬伤怎么办

安全·防护

不慎被狗咬伤，首先要正确、及时地处理伤口。可用清水冲洗伤口至少半个小时。冲洗后用烧酒或70%的酒精涂擦。记住，不能包扎伤口。然后，到当地市一级的疾病预防控制中心去注射狂犬疫苗。

专家建议，注射疫苗越早越好，千万别存侥幸心理。狂犬病的潜伏期为咬伤后的10天～2个月以上，一般为20～90天，有个别的甚至可长达几十年。注射疫苗一般不应超过1天，但倘若确已超过较长的时间，还是补打为好。

(二十一)被热油烫伤怎么办

安全·防护

轻度烫伤，应立即用凉毛巾冷敷。冷敷后如果出现红斑，说明情况不太严重，涂一些常用的烫伤膏就可以了；如果出现水疱溃疡，说明情况较重，应立即到医院治疗。热油烫伤应先用干毛巾既快速又轻柔地将油点拭去，切忌用力过大将皮肤擦破。然后用水冲洗，冲大约 20～30 分钟后，如出现红斑可用烫伤膏涂抹，如出现水疱也应到医院及时就诊。

(二十二)突然腹痛怎么办

安全·防护

急性阑尾炎引起的腹痛一般先在肚脐周围，数小时后转移到右下腹，疼痛一般没有缓解期，并多伴有恶心、呕吐。

急性阑尾炎的腹痛多发生在数小时前曾进食过不清洁的食品或饮料的前提下，腹痛多伴有腹泻。

暴饮暴食、大量饮酒后出现进行性加重的剧烈腹痛，很可能是得了急性胰腺炎。

有胃十二指肠溃疡的病人。 突然出现上腹部刀割样剧烈腹痛，要警惕溃疡穿孔的发生。

泌尿系统疾病引起的肾绞痛往往会突发产生，并多伴有口干、恶心、尿频、后腰部有叩击痛等症状，要引起注意。

小贴士

腹痛的病因很多，如果没有弄清楚是哪一种病，千万不要盲目吃止痛药、打止痛针，以免延误病情，影响诊断，造成严重后果。当发生腹痛后，经短期观察不见好转，应立即就医。

(二十三)血压突然升高怎么办

安全·防护

高血压患者在情绪激动、气候变化、内分泌失调等诱因的影响下，会出现心率明显增快、血压突然升高的现象。有些患者还会出现发热、口干、出汗、头痛、眩晕、耳鸣、恶心、呕吐、兴奋、视物不清等一系列症状，严重时会引起高血压，甚至发生脑出血。上述这两种情况较为危急，如不及时处理，均可危及生命。

小贴士

1. 高血压患者如出现头晕、头痛等症状，或毫无症状，而自测血压为 180～200/110～120 毫米汞柱时，应立即进行降压自救。一般可口服短效降压药。若患者有恶心、呕吐等症状，则可将硝苯地平(心痛定)或可乐定等舌下含服，并持续监测血压。如血压控制不理想或症状加重，应立即送医院诊治。
2. 特别注意，从未服过硝苯地平的初发病人要慎用此药。老年患者降压不要太快、太低，以免引起心、脑、肾等重要器官的供血不足。

3. 对曾有过缺血性中风或冠心病、心肌梗塞病史的患者，一般以血压降到 140/80～85 毫米汞柱左右较为安全。

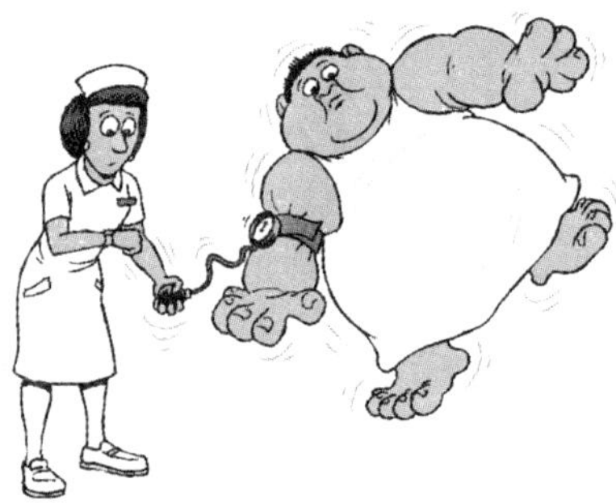

（二十四）冠心病人如何自我监测和保护

安全·防护

早发现、早治疗可以明显降低因冠心病导致的心脏意外事件（死亡或心肌梗塞）发生的危险。首先应坚持以预防为主，密切关注以下情况的出现，积极控制危险因素。

小贴士

1. 心绞痛发作。胸骨后压榨性绞痛伴（或）胸闷出冷汗，并向左上肢、颈部、颌下、肩背放射，应立即停止活动并将硝酸甘油片 1～2 片含于舌下，如 10～15 分钟内仍不缓解或反复发作，应去医院急诊。
2. 心肌梗塞的发生。剧烈的心绞痛，如持续时间较长未见缓解者，应警惕心肌梗塞的可能，必须立即去医院急诊。
3. 患有高血压病者应经常监测血压变化情况，及时调整药物，使血压控制在理想水平。一般要求血压保持在 140/90 毫米汞柱。

4. 冠心病患者平时应保持情绪乐观、心胸豁达、遇事不怒、宽厚待人、乐做善事、家庭和睦，这样能保持心境平和，再配合及时合理用药，心绞痛等发作的机会就会减少或消失。

5. 生活要有规律，节制饮食，尽量吃低脂、低盐、低糖食物，戒烟，忌烈性酒，适度活动，控制体重在正常范围内。

(二十五)心绞痛发作时如何急救

安全·防护

心绞痛是冠心病引起的急性发作症状。由于冠状动脉粥样硬化使心肌血管变窄、血流量减少，此时，若再遇到劳累、运动量大、情绪激动、紧张、用力排便等加重心脏负担的情况，常可诱发心绞痛。

小贴士

1. 冠心病病人初次突发心绞痛时，会因心脏突发的剧痛而感到极度恐慌。大多数心绞痛一次发作持续时间不超过 10 分钟。在没有药品的情况下，停止活动，就地休息，无需躺下，保持平静心态是最有效的急救措施。
2. 携带药时，可服用硝酸甘油 1 片，嚼碎后含于舌下，通常 2 分钟左右疼痛即可缓解。如果效果不佳，10 分钟后可再在舌下含服 1 片。但需注意，无论心绞痛是否缓解，或再次发作，都不宜连续含服 3 片以上的硝酸甘油片。

3. 若疼痛剧烈且随身带有亚硝酸异戊酯,可将其用手绢包住捏碎,凑近鼻孔将其吸入,通常在吸入后10～20秒即可见效。

上述两种药物皆属速效扩张血管药物。由于亚硝酸异戊酯的扩张血管作用非常强,故在用药后可能会出现短暂的低血压。为防不测,用药后,应立即找地方坐下休息。

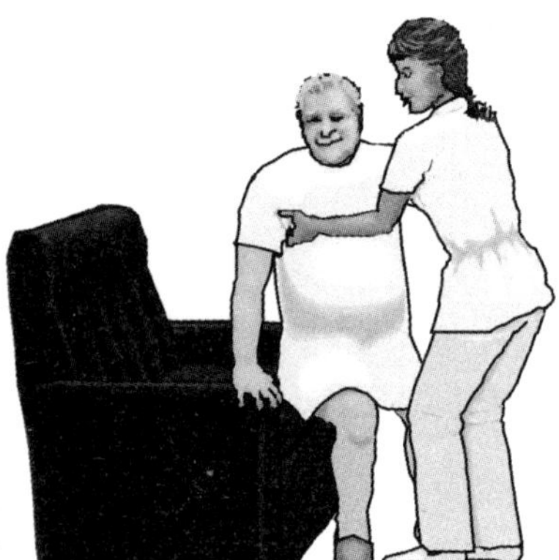

（二十六）老年人在家突发意外时如何自救

安全·防护

如果老年人在家发生意外且无人在场时，若病人的神志清醒，应采取各种措施呼救，千万不要慌张。若发生外伤、骨折、烫伤、化学品损伤、误服药品、毒物等，应及时拨打 120 急救电话或马上呼喊邻居或路人帮助。

如果家中有人，一定要及时发现病情，做出正确的判断，家属应该对常见的可能发生的意外有所了解。一旦发生病情，应及时实施抢救，同时针对病情采取相应的措施，控制伤、病情进一步发展、恶化，千万不可贻误抢救时间。

子女应该经常与独居在家的老人联系。当子女上班时，至少打一次或两次电话问候。

(二十七)衰老期老年人应注意不要被食物卡喉

安全·防护

衰老期老年人由于牙齿脱落和神经反应能力退化，所以在吃饭、吃鱼、吃坚果时容易被食物或鱼刺卡喉。当事故发生后千万不要自己处理，而应在第一时间到医院就诊。

小贴士

1. 食物卡喉后，如果是点心，请不要喝水，因为越喝水食物越膨胀。
2. 如果是鱼刺也不要喝醋，因为这种方法根本不起作用。
3. 老年人吃饭的时候，应避免说笑、哭泣，更不能躺下用餐。若瘫痪在床，应扶起或靠在枕头上用餐。
4. 老年人吃饭时，应该细嚼慢咽，不能着急。

(二十八)老年人、残疾人应消除自杀的念头

安全·防护

处于衰老期的老年人，以及生活窘困、无依无靠又被人们歧视的残疾人，他们往往会因各种原因遇到一些不顺心、不如意的事而失去生活的信心。如：有些老年人为儿女辛苦一生，老来无人奉养；自己体弱多病怕连累儿女；治疗无望不堪被疾病折磨；陪伴一生的老伴先他(她)而去生活孤独等等，都是导致他们放弃继续生活下去的因素。为此，应该正视问题的存在，树立信心，鼓起生活的勇气。

小贴士

1.《中华人民共和国老年人权益保障法》规定："赡养人应当履行对老年人经济上供养、生活上照料和精神上慰藉的义务，照顾老年人的特殊需要。"如果孩子不赡养父母，老年人

可以凭此将子女告上法庭。

2. 有病应积极治病，乐观对待人生，好的心态对恢复健康有良好的促进作用。

3. 残疾人应该自强自立，坚韧不拔，不要在意别人怎么说、怎么看，只要心中树立勇于生活、乐观向上的信心，就会看到希望。

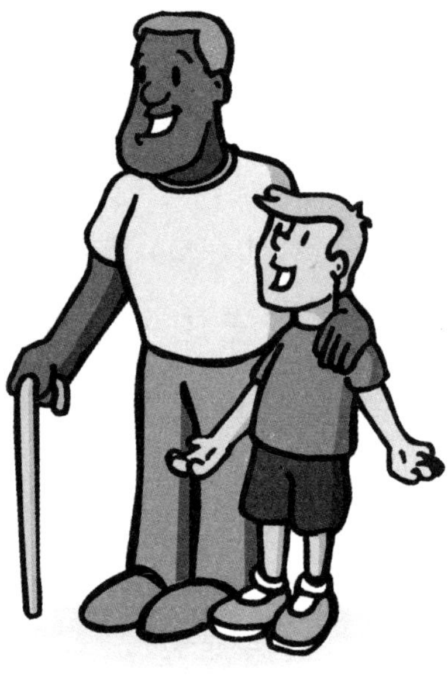

(二十九)老年人如何防止走失

安全·防护

老年人特别是处在衰老期的老年人，往往对自家或儿女家的住址、街区的名称以及附近的参照物记忆不清。 也有一些残疾人与老年人一样患有健忘症。

他们一旦走失，会非常着急，往往为找回家的路越走越远。 再加上身体的不适，各种突发疾病就有可能发生。 在这种情况下，如果救助不及时有可能发生生命危险。

小贴士

1. 家中有衰老期的老人，儿女应在他们出门前为他们备一张联系卡。上面记录着他们的姓名、病史、血型、住址以及家人的联系方式。一旦发生问题，便于人们救助。
2. 老年人和精神有残障的人，尽量不要一人离家远行。

（三十）老年人不要轻易离家出走

安全·防护

老年人往往会因为一点小事想不开而离家出走，甚至因此酿成大祸。因他们出走时心情烦乱，所以很容易发生车祸及各种危险。

由于出走后无依无靠，生活没有保障，往往容易导致旧病复发或突发各种疾病，情况十分危险。若此时再被人欺骗、盗抢则更是雪上加霜。

老年人应放弃离家出走这一想法。许多事实证明，老年人离家后不久都会后悔，与其后悔，不如不走为好。

小贴士

1. 为了避免此类事情的发生，子女应该孝敬老人，尽量多关心他们，努力营造一种和睦的家庭氛围。
2. 家人要与老人多聊天，及时发现老人的想法，避免他们因一些事情想不开而离家出走。

3. 让他们感受到家庭、社区和整个社会的温暖，在心情不愉快时，可以向家人、邻居和社区干部们倾诉，及时排解烦恼。

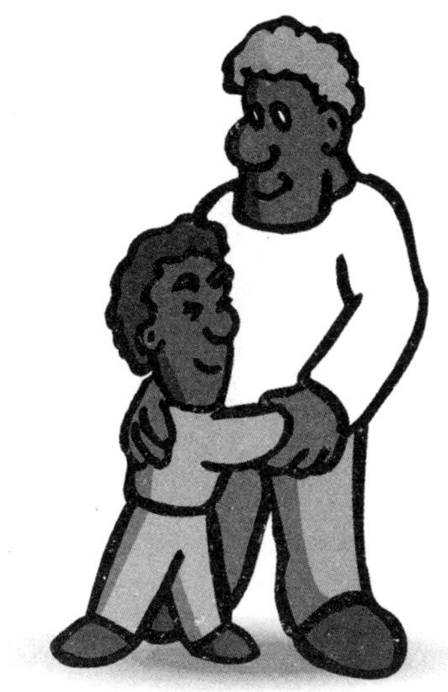

(三十一)老年人不应自闭

安全·防护

老年人自闭会产生诸多不良后果。如使老年人陷入恐惧、焦虑、悲痛等心理困境之中，对身心危害极大。因此老年人应该寻找自我解脱的方法。

第一，不要因一些事不顺心就“躲”起来。有事回避不是办法，应及时与当事人化解矛盾，解决问题。

第二，凡事都要换位思考，不要想不开。

第三，当心里有矛盾时，找个地方静一静，找老朋友或家人谈一谈，心情就会舒畅些。

第四，平时应注意提高各方面的修养，知识丰富了，见识广泛了，就可以很快摆脱心理的困境，走出自闭。

由上述可见，治疗自闭症，自我解救占主导，寻求外界帮助只是起辅助作用。

(三十二)做个乐观的老年人和残疾人

安全·防护

人生持乐观态度很重要。乐观可以让老年人忘却暂时的烦恼，热情地投入到退休之后的新生活中；乐观还可以让残疾人身残心不残，拥有同样精彩的人生。由此可见，保持乐观的态度是人生的健康之本！

小贴士

1. 影响乐观的因素很多，许多老年人想到自己正在一步步走向衰老，总是乐观不起来，这不是自寻烦恼吗？衰老是人人都要面对的，既然不可以改变，那就不如鼓起勇气去面对，从现在起乐观、健康地生活。
2. 老伴和亲朋的陆续离去，许多老年人心中不免会很空虚，而这往往会让老人沉浸在无限的悲痛之中。对于亲友的离去，应该多想想大家在一起时的快乐时光，不要仅陷于深沉的悲戚中。应该想：在人生的道路上，我曾经拥有过他们，就足够了。已故的人也希望我生活得快乐。

3. 正确认识乐观的诸多优点，只有心胸开阔，人生才会快乐，身体才会健康。

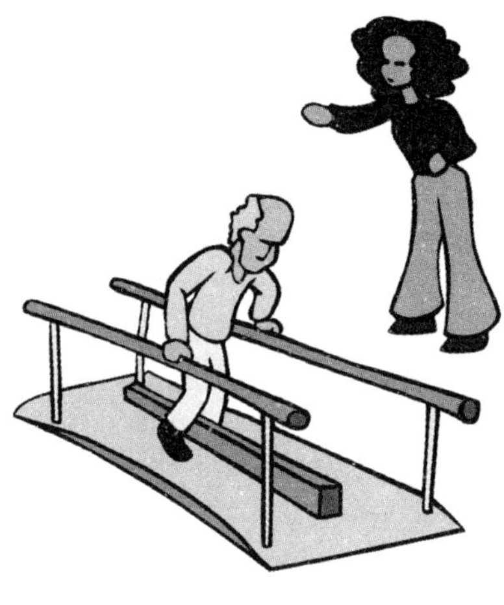

（三十三）眩晕发生时应马上卧倒自救

安全·防护

老年人有时会出现眩晕，突然感到天旋地转，站立不稳，这是十分危险的。

眩晕往往是由高血压、颈椎病、贫血或脑供血不足等原因引起的。如果是在室内发生眩晕，应该马上平卧；若在室外，应该立即停止一切活动，就地躺下。当感觉平卧仍不见效时，为防止因脑梗塞引起的眩晕，应马上设法求救，及时就医。

小贴士

发生眩晕时不要勉强站立，特别是在自己已经选择平卧后，应解开裤带和衣领，此时有人前来扶你或询问病情时，也不要坐起来，直到症状缓解或消失后再起来，避免跌倒后受伤。

(三十四)老年人不要吃得过饱

安全·防护

老年人饮食应注意量少质好。随着人们生活水平的提高，在吃的问题上也应该越来越讲究。老年人长期摄入大量的高脂、高盐、高糖食物，以及沿用一些不良烹调方法，容易导致高血脂、糖尿病、冠心病的发生。因此应科学、合理地安排一日三餐。

小贴士

1. 长期食用高糖类及高脂肪类食物，又很少活动的人易患糖尿病和脂肪肝。
2. 长期低脂饮食，又会影响营养的吸收，营养不良，而且还会造成胆汁减少，形成胆结石。
3. 不合理的饮食习惯，比如每顿吃得过饱，不仅会使大量脂肪堆积在体内，造成营养过剩，还会引发多种疾病。因此，老年人要保证营养均衡，维持身体健康，即可以延年益寿。老年人一日三餐食物分配的总原则是："早餐吃好，午餐吃饱，晚餐吃少"。每顿大约吃八分饱即可。

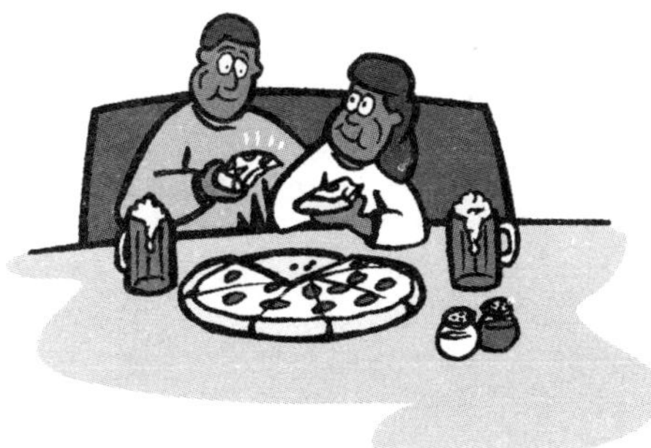

（三十五）老年人在紧急关头应咳嗽自救

安全·防护

研究表明，咳嗽是一种最简单易行、迅速有效的心脏意外和晕厥的自救方法。

老年人在面对突发心脏病、来不及喊人救援、身旁又没有急救药品的情况下，不要慌张。在自己尚还清醒的时候，最好的办法是咳嗽几声。咳嗽能给心脏一次复苏的机会，让你有机会喊人前来救援，或寻找药品自救。

小贴士

人在咳嗽时会挤压肺部，促进血液循环，使血液流入心脏，并使心脏加快收缩，改善大脑和心脏的供血，为以后的抢救治疗赢得时间。

（三十六）老年人忌用力排便

安全·防护

许多老年人都有便秘症。用力排便有时会导致血压升高，还可引起心脏病、脑溢血等疾病突发，甚至可能造成生命危险。

小贴士

1. 老年人排便切忌太用力。因为人在排便时腹部用力，使腹压升高，进而导致血压升高，极易诱发脑血栓和脑血管出血等。
2. 老年人平日应注意补水，吃一些高纤维的蔬菜和粗粮，这有助于胃肠蠕动，使排便更畅通。
3. 要养成每日排便的好习惯，以免因“排便不畅”对健康造成不良影响。

（三十七）独居老人应注意什么

安全·防护

随着现代社会中多代合居联合型大家庭的解体，核心小家庭逐渐普遍，“空巢”家庭大量出现，很多老年人过着独居的生活。大多数独居老年人认为这样好处诸多：一是不用儿女牵挂，二是自己生活也随便一些。但他们却忽视了独居也存在诸多危险。

1. 许多独居的老年人，特别是到了衰老期，会感到孤独、无助，有病难医。因此平日应多注意锻炼，定期检查身体。
2. 缺乏与人沟通交流，易导致心理变化，如患老年痴呆症等，应多交朋友，与邻里和睦相处。
3. 老年人应主动与社区取得联系，将自己的家庭和身体情况介绍给社区干部，以取得他们的关心和帮助。
4. 每天应定时与家人、居委会沟通或打招呼，以免发生突发事故无人知晓。

（三十八）使用轮椅应注意什么

安全·防护

有些老年人和肢体残障人员主要以轮椅代步，如有可能应该学会自己操作轮椅，条件允许可尽量多了解轮椅的构造及各部分的功能。如操纵轮的作用、自由轮控制方向、刹车杆起停止及稳定作用等，以便更自如地操作轮椅。

1. 初用轮椅时，为了避免危险，应有辅助工具。上下轮椅要反复练习，多练习肢体的柔韧性和力量。
2. 长时间坐轮椅可导致因软组织受压血液循环不畅，因此每隔十几分钟用双手托扶手，抬高身体数秒钟，以改善血液循环。
3. 到厕所和厨房去时，应注意防滑及台阶的变化等。
4. 外出时尽量不让小朋友帮助推轮椅，因为孩子不知道什么地方危险，以免给自己造成伤害。

（三十九）老年人不要总考虑自己的年龄

安全·防护

部分老年人退休之后，总是不断告诫自己已步入老年，干什么都无兴趣，总是考虑自己的后事如何如何，因而变得十分消沉。而真正长寿之人往往都是忘记了自己年龄的人。年龄的增长已经成为束缚部分老年人生活的枷锁。他们总是认为自己已经步入风烛残年，感到了死亡的威胁。

希望所有的老年人都忘记自己的年龄，积极去做自己一直想做、却因年轻时工作忙、家庭负担重而没有时间去做的事情。比如学习写作、弹琴、画画、旅游、参加健身活动等等。老年人的生活应该安排得丰富多彩。试想，从60岁到100岁还有40年，能学多少东西？能享多少年的福？许多成功老年人的做法是值得借鉴的。每位老年人都应该做到热爱生活，追求时尚，以乐观积极的态度对待生活。

(四十)老年人住房要注意安全防火

安全·防护

1. 不要使用明火炉在住房内煮食品。
2. 不要把电灯拉到蚊帐内。
3. 不要在停电时为了方便起居，将蜡烛点燃后放在床头柜上，防止入睡后碰倒引起火灾。
4. 不要将电热杯、电热炉放在易燃物上。
5. 电褥子不要长时间通电，防止造成事故。

小贴士

失火时，有的老年人怕多年的积蓄毁之一炬，想先将值钱的东西收拾带上再逃离。实践证明，火灾发生后，根本没有时间让你收拾东西。因此，应果断舍物保命，马上逃离失火的房间。

(四十一)要注意防止煤气中毒

安全·防护

煤气的主要成分是一氧化碳和氢气，液化气的主要成分是丙烷、丁烷等有机化合物，这些气体不仅易燃、易爆而且有毒。 日常生活中，如果使用不当，会导致气体泄漏，而人们吸入一定量后就会中毒，甚至窒息死亡。

怎样才能做到安全使用呢?

1. 厨房内应保持通风良好，煤气灶应放在周围无易燃、易爆物品的地方。
2. 煤气管线不能私自改装，应定期检查煤气软管、接头，如有老化和松动等现象应尽快更换。
3. 不要在煤气管上悬挂重物。
4. 使用煤气时，家人不可长时间离开。
5. 临睡前或外出时必须关掉气阀，做到人走气关。

小贴士

做菜时不小心使油锅失火，要马上盖上锅盖，将火熄灭。但如果在2分钟之内仍没有将火扑灭，则要马上离开房间，喊人前来救援。

（四十二）厨房用火应注意什么

安全·防护

许多老年人家里厨房建筑面积较小，物品密集，用火次数频繁。如果用火不慎，极易引发火灾。老年人好忘事，在烹调菜肴时因事离开，会导致油锅加热时间过长，当温度超过油的自燃点时，即会起火燃烧。另外老年人煨汤、炖鸡煨鸭时，如果连续加热时间过长，无人看管，浮在汤上的油溢出锅外，遇到明火后也会燃烧。

因此，老年人应该加强炊事用火的管理。在炖鸡煨鸭时，不可将锅装得太满，以防止汤汁溢出。做油炸食品时，人不可离开，当油达到一定温度后可以将火调小。同时一定要保持厨房的空气流通。

小贴士

夜间住所发生火灾，有烟雾出现，应马上低下身子慢慢移到门口，然后设法逃生。千万不能站立起来想看个究竟，这样十分危险，有窒息的可能。

（四十三）厨房失火怎么办

安全·防护

老年人往往是一个人在家，炊事用火不慎就会引起火灾。厨房面积较狭小，物品密集，如不及时控制，非常危险。因此，当发现起火时，千万不要慌张，应就近选择灭火物品灭火。

小贴士

1. 当油锅失火后，可用准备好的蔬菜投入锅中，火就会熄灭，但要注意防止油溅出被烫伤。
2. 迅速用锅盖将油锅盖上，火立即就可熄灭。
3. 当液化石油气或煤气的开关处起火时，可用干粉灭火剂对准着火点用力投放，火就会被熄灭（老年人在厨房平时应准备一小袋干粉灭火剂备用）。
4. 煤气和液化石油气失火时，要先关闭总阀门。否则气源不断，火是很难熄灭的。
5. 油锅起火，不可用水灭火。因为用水灭火，水遇到热油会溅到锅外，引起大火蔓延。

(四十四)火灾发生时怎么办

安全·防护

火灾发生时，人的第一反应是打开房门冲出门外。而专家提醒：不要急于开门，首先要摸一摸门是否烫，如果烫说明火已经烧到家门口了，这时千万不要开门，否则火会窜人。其次要看一看是不是有烟冒进来，如果有，说明门外已经是浓烟滚滚了，这时跑出去，一定会被浓烟呛晕的。

如果门外没有烟，你可以用湿毛巾将口鼻捂住设法离开，但不可乘坐电梯。逃出时一定要随身携带房门钥匙，以防止去路被阻退回房间。如果楼梯已被浓烟或大火封锁，应返回房间躲到安全的地方，或到阳台等待救援。

（四十五）火场逃生时如果需要穿越烟火区域该怎么办

安全·防护

要冷静观察火势。首先观察门外是否可以逃出去。如果可以逃出，逃离时头脑要保持清醒，弄清楚逃生的路线，以免慌乱走错，耽误了时机。逃离前把家中的被子或棉衣用水打湿，披到身上，然后再用毛巾掩住口鼻，弯下腰离去。因为火灾发生时烟往上窜，离地面越近空气越清新，这样才不至于被浓烟呛着。

小贴士

老年人和残疾人行动不便，即使遇到火灾也很难独自逃脱。火灾时，他们往往顾忌很多，总想让自己穿戴整齐等待救援。实践证明，火灾发生时，根本没有时间让你去穿戴。因为温度会迅速升高，气体积聚，物体不仅会燃烧，还会发生爆炸，所以应该立刻设法呼救和逃离。若已确认自己逃不出去，应马上关闭房门，靠窗向外呼救，等待救援。

(四十六)怎样迅速逃离火场

安全·防护

平时应熟悉自己所居住建筑物的结构及逃生路线，同时也应了解建筑物内的消防设施放置的位置和使用方法以及如何自救逃生。这样，当火灾发生时就可以快速扑灭或逃离火场。

逃生时千万不可贪恋财物，因为人的生命最重要。

不要顾及贵重物品或因害羞没有穿衣服而耽误了宝贵的逃生时间。

如果已经逃离火场切不可因为某种原因又重返险境。

(四十七)火灾发生后如果发现被火场包围怎么办

安全·防护

应该找一个相对安全的地方躲起来，比如厨房或者厕所，因为里面有水，如果再有阳台就更好了。这时应将水池放满水，再多找几条毛巾打湿，把门缝堵上，防止烟火渗入。然后向外面呼救，如果呼救无效，白天可以在窗口挥动被罩、毛巾，或向楼下抛洒轻便的小物品；晚上可以用手电筒不停地在窗口闪动或者敲击东西，及时发出有效的求救信号，引起别人注意，等待救援。

小贴士

真正的火灾现场让你几乎什么都看不清，你可能会晕头转向，甚至连门窗都找不到了。你应该关上自己的房门，马上打电话向消防队报警，因为关闭的房门还能为你赢得十几分钟宝贵的时间，然后采用低位姿势向窗靠近，这样你可以呼吸到新鲜空气。有条件的还可以向房门上淋水，用湿毛巾、床单堵上门缝，防止烟雾窜入室内，等待救援。

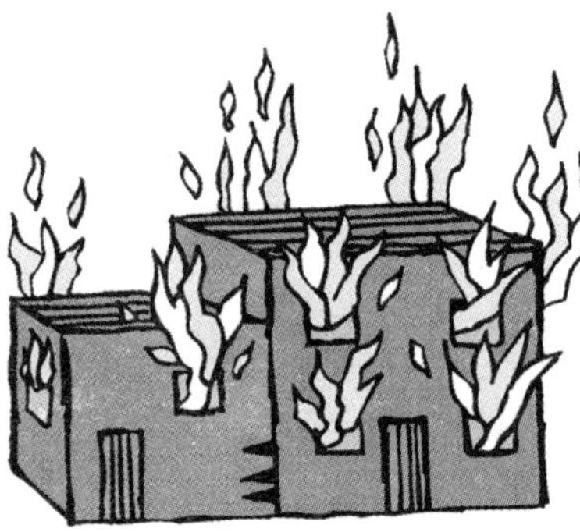

（四十八）火灾发生时为什么不能乘坐电梯

安全·防护

楼房失火时，千万不可乘坐电梯逃离，因为普通电梯是不具备防烟和防火功能的。所以在火灾发生时，电梯井内会充满烟，就像刚生火炉时的烟囱一样，烟雾会以平均每秒 3～5 米的速度沿着梯井迅速蔓延。

另外失火后，电力突然中断，电梯就会停运，人被困在里面，有毒的烟直接威胁被困人员的生命。所以在火灾发生时不可以乘坐电梯。

（四十九）火场中失去自救能力该怎么办

安全·防护

大多数老年人单人居住，行动不便，尤其是缺乏消防安全知识，居住地火灾隐患较多。许多火灾都是在人睡得最沉的凌晨发生的，所以逃生往往很困难。老年人如果发现在火场中失去自救能力时，应努力移到墙边或门边，并用湿毛巾堵住口鼻，同时要防止房屋被烧塌落砸到自己。

此时，可以敲击身边的暖气管和自来水管，引起救援人员的注意，等待救援。

小贴士

老年人和残疾人活动不方便，有时习惯在临睡前躺在床上吸烟，然后就近灭掉。但这样稍不小心就会酿成大祸。一支未灭的烟头丢在地毯和床下，需要3小时以上的时间引燃附近的物体，这时恐怕人已熟睡了。

（五十）行动不便、常年卧床不起的人怎样防火

安全·防护

1. 帮助他们学会基本的用电、防火常识。

2. 对他们的用电、用火设施经常进行检查。

3. 负责照顾记忆力不好、常年卧床不起、行动不便的老人和残疾人，一旦发生意外，必须及时将他们疏散到安全地带。

4. 选购取暖设备时要买合格的产品。

5. 一些陈旧的电器和燃气产品要及时更新。

6. 社会、单位和家庭都应对他们负责，并创造一个安全的环境。

7. 在这类病人床头，应当安装一个报警装置，一旦有事或发生火灾，以便他们迅速按铃报警。

（五十一）家庭用电安全隐患在哪里

安全·防护

不少老年人买插座都选择经济实惠的多插孔插座，但是这样很不安全。如果把许多家用电器设备插在同一个插座上，很容易引起超负荷运行，插座线路发热后，容易引起火灾。同时，插在一起时各电器之间也容易产生干扰，而且插孔太多时容易因距离设计不当，精度不足，而引发触电事故。

小贴士

许多老年人不懂得安全用电常识，忽视用电安全，容易造成触电、电器火灾、电器损坏等意外事故。

安全用电应注意以下几点：

1. 不要超负荷用电。

2. 安装、修理电气线路或电气用具要找电工，不要私自乱拉、乱接电线。

3. 选用与电器设备相匹配的保险丝，不得用铜丝代替。

4. 照明灯具、开关、插头、插座、接线盒以及有关电器附件等必须完整无损。

5. 不要用湿手摸、湿布擦灯具、开关等电器用具。

6. 晒衣铁架要与电线保持安全距离，不得将晒衣竿搭在电线上。

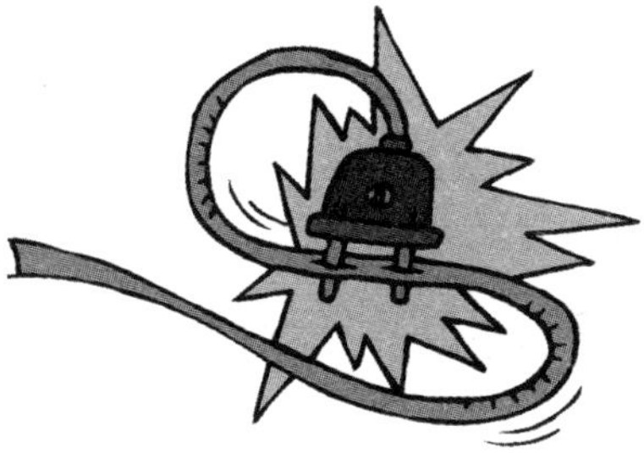

（五十二）购买取暖电器不要贪图便宜

安全·防护

购买取暖电器时，一定要购买合格的、安全性能好的电器。

1. 购买电热取暖电器一定要购买正规厂家的产品，它们一般质量较好，安全系数高。但有些老年人往往贪图便宜，喜欢购买劣质的取暖电器，这些产品导线不合格，使用中极易因过热而损坏。有的产品内部布线不符合要求，存在布线绝缘被损坏导致触电的潜在危险。有的产品其绝缘系统不可靠，一旦电网有过电产生，将对使用者造成触电伤害。

2. 要使用正规企业生产的质量好、有可靠维修服务保障的产品，产品说明书应有国家强制认证标志、生产企业名称、产品出厂检验合格证、执行标准代号。

3. 使用电热取暖器时应注意：

（1）不要将电热取暖器倒置使用。

（2）取暖器应放在不易碰倒的地方，应距离墙20厘米左右，并远离易燃物品。

（3）不要让水和其他液体淋在取暖器上，否则会造成电热器元件损坏、短路和漏电。

（4）取暖器使用时才可接通电源，外出或不用时切记切断电源。

（五十三）灯具安装的安全要求

安全·防护

常用灯具应安装在距可燃物一定距离之外，防止因照明热量积聚而引燃可燃物。

许多老年人贪图用电方便，将电线东拉西拽，电源开关也设在随手可触的位置，靠近许多易燃物。殊不知这样做不仅容易引发火灾，同时也埋下了许多不安全隐患。

小贴士

电源如何安装才算安全呢？

1. 一般住宅开关安装高度应距地面 1.4 米。

2. 拉线开关离地面安装高度为 2 米。

3. 明装插座离地面安装高度为 1.3～1.5 米。

4. 暗装插座离地面安装高度为 0.2～0.3 米。

5. 室内吊灯灯具安装高度应大于 2.5 米，受条件限制也可减至 2.2 米。

（五十四）雷雨天收看电视不应使用室外天线

安全·防护

老年人和残疾人行动不便，很少与别人交流，大部分时间是在电视机前度过的。但要注意在雷雨天不要看电视。

雷雨损坏电视机的主要途径：一是电源线。家中交流电源线一般都经过架空电线引入室内，这样，离架空电线几百米附近的物体遭受雷击，架空线就能感应到几万伏的电压，高电压会沿电源线进入电视机；二是室外天线。电视机架设室外天线也易遭雷击，或附近物体受雷击，天线感应雷电，其电压可达几万伏至几十万伏，雷电沿天线侵入电视机；三是雷电进入室内。如球状闪电随着气流进入室内就会引起燃烧、爆炸或击伤人体。因此，雷雨天不能看电视，最好把电源插头拔掉。

（五十五）家用电器超期使用的安全隐患

安全·防护

许多老年人喜欢将儿女家替换下来的旧电视、冰箱、洗衣机等搬回家使用。殊不知，电子产品也像食品一样有“保质期”，超期使用是安全的一大隐患。

超期使用家电存在的危害很多，如会出现耗电、漏电、静电火花，严重的还可导致爆炸、起火等现象。电子产品超期使用，其使用效果往往会降低，甚至还会给维修带来麻烦。有人认为电器如没有什么明显的故障，可以超期使用，也有的老年人和残疾人因为家庭经济情况不允许，电器出现小毛病换个零件将就着使用，这些都会给安全留下隐患。

安全专家认为，使用老化的、过了安全使用期的电器相当于在家里安了一颗“定时炸弹”。所以要求消费者应主动将过期的家用电器淘汰。

目前家电行业公认比较合理的家电使用参考年限为：电冰箱 13～15 年；电视机 8～10 年；电风扇 16 年；洗衣机为 12 年；电热水器为 12 年；电热毯为 8 年；家用电脑为 6 年。

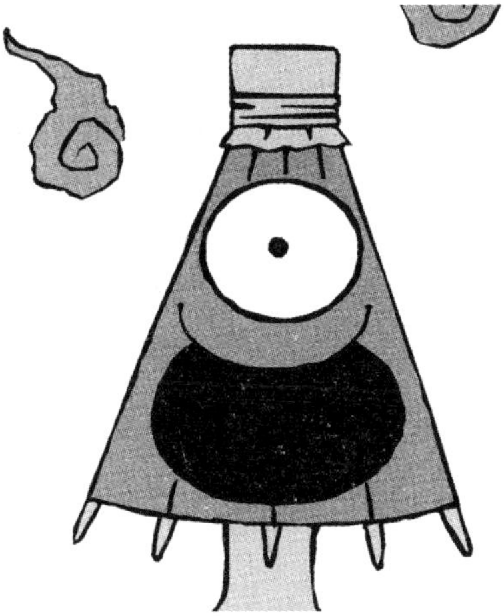

（五十六）电热毯的安全隐患

安全·防护

1. 电热毯折叠时易造成电热丝断裂、产生火花或因长时间通电而起火。所以使用电热毯时，人最好不要离开，电热毯也不能总在固定位置折叠，更不能将电热毯在尖锐突起物体上使用；不能让小孩在铺有电热毯的床上蹦跳，以免损坏电热毯。

2. 当床铺不小心被弄湿后，应马上关闭电热毯开关，电热毯清洗时不能用手揉搓洗挤，应用软毛刷蘸水刷洗，晾干后再继续使用。

3. 使用过程中应注意：大多数电热毯接通电源 30 分钟后温度上升到 38 度左右，这时应将温度调至低温档或关掉电源，否则温度会继续升高。长时间加热会引起电热毯内棉布炭化而起火。

（五十七）如何安全使用电熨斗

安全·防护

老年人易忘事，使用完电熨斗有时会忘记切断电源，或直接放在一旁的物品上，这样随意乱放极易引起火灾。

实验表明，一个 700 瓦的电熨斗通电后放在 1 厘米厚的松木板上，只要 13 分钟就可以使松木板冒烟；36 分钟木板明显炭化，并出现殷红的炭火向四周蔓延；90 分钟木板被烧穿。而棉布的燃点仅为 200℃～295℃，所以通电后的电熨斗如果长时间放在棉布上很容易引起火灾。

因此，请记住用完电熨斗后，必须切断电源，放在专用架上晾凉后收起存放。

（五十八）使用空调的注意事项

安全·防护

使用空调时应定时开窗通风换气，若发现空调器有异味或冒烟，应立即停机检查。室内无人时，应关闭空调，切断电源。

注意事项：

1. 空调正常运作时，注意一定要插好插头，尤其在压缩机启动和运转过程中，由于插接不牢会出现虚接打火现象，使压缩机因反复启动不能正常工作，从而使电机过载烧毁压缩机。空调第二次启动时，最好相隔3~5分钟以上。

2. 在清扫擦拭时，必须关掉电源，否则易触电。

（五十九）如何正确使用电视机

安全·防护

1. 收看电视时，荧光屏的亮度要适中。过弱难以有良好的收看效果，眼睛容易疲劳；过强则会影响显像管的寿命。

2. 电视机在工作时，不宜用布遮盖，否则不易散热，造成器件老化。

3. 电视机应避免碰撞，显像管一旦碰坏容易爆炸，严重的会造成人身伤害事故。

4. 电视机会因高压产生的静电吸附房间内的灰尘，若长时间不清理会影响元器件散热，甚至引起电打火，导致器件损坏。清除灰尘时可用毛刷或气筒清除。

5. 电视机在工作时，内部可产生上万伏的高压，所以不要拆开机器自己修理或清理。

（六十）防骗——电话诈骗

安全·防护

1. 骗子会通过电话谎称自己是某医院的医生或孩子的老师等，告诉你在外地上学的孩子在归家途中出了车祸，现需要钱救治，让你将银行卡号和密码告诉他们，或向他提供的账号汇款，以便救人。遇到此类事情千万不要轻信，因为你家的电话和地址很可能是孩子们在外面或火车上不经意透露后被坏人利用了。

2. 老人容易受骗的原因是退休后生活圈子变得较小，对复杂的社会缺乏足够的防备意识。为防止老人受骗，子女应与老人经常进行联系交流。

（六十一）防骗——以“定期返还”、“巨额回报”诈骗

安全·防护

1. 许多骗子公司以“定期返还”和“巨额回报”为诱饵对老年人进行诈骗，欺骗老年人投资后，卷款逃跑。

2. 犯罪分子常常利用老年人搞传销或变相传销进行诈骗。

3. 近年来一些骗子打着高科技产品、新生物技术等幌子，在老干部活动中心、公园等老年人较多的地方，千方百计骗取老年人的信任，骗取钱财后则逃之夭夭。

（六十二）防骗
——许多“好事”找上门来

安全·防护

许多老年人总能碰到“好运”，比如中了大奖，或能以低价买昂贵的物品等。

其实，这是骗子利用老年人贪财及封建迷信的心理进行诈骗。老年人要在日常生活中提高警惕，相信“天上不会掉馅饼”，遇到各种“好事”时，要多与亲人和邻居商量沟通，及时识破骗局，防止受骗上当。

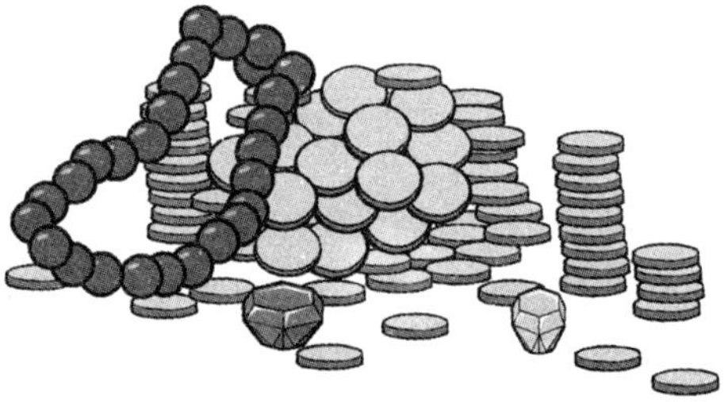

（六十三）防骗——手机诈骗

安全·防护

1. 骗子向你的手机发送短信，说你中了大奖，有可观的奖品让你拿，骗取你汇款。 等你的第一笔钱款汇到其留下的银行账户后，对方会告诉你还需要多汇一笔别的费用，但是奖品是始终拿不到手的。

2. 另外，还有一些手机短信打着各种旗号，让你回复短信。 如果你回复，你的手机号码将可能被一些非法短信网站锁定，你会不知不觉中付出高额的话费。

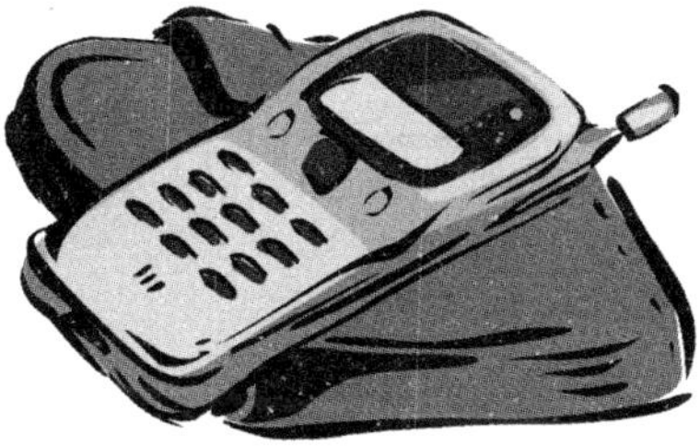

（六十四）防骗
——骗子有东西要卖给你

安全·防护

1. 这类骗子会以老年人为对象，专门在菜市场和生活小区附近活动。看准对象后，他们几个人一起设下圈套，最基本的套路就是有东西要出售给你，如名贵药材、高档装饰物及手机等，还有各类古董和高级补养品等，还有人做“托”，让你相信他的东西是真的。

2. 不要一时贪图便宜而轻信他人。

3. 老年人之所以容易上当受骗，是因为老年人往往根据自己过去的经验，对眼前的新变化做出判断。对自己人生阅历的过分自信，致使他们思维老化，与社会脱节，以致出现新问题时不能做出正确的判断。

（六十五）防骗
——骗子冒充熟人诈骗

安全·防护

骗子冒充是熟人，并说自己是或自己现在认识一位神医，专治某某病，然后以消灾避难为名诈骗钱财。

1. 不要迷信，当你在街上遇到“神医”纠缠时应立即报警。冒充熟人的骗子会出现在各种场所，当他们选择好作案目标后，会主动上前与你说话，并称是你以前的老邻居或你子女的朋友等。当你上当后，他们会以各种理由向你借钱。因此，不要轻信陌生人的话。

2. 必要时，立即与自己的亲人取得联系，说明情况，当发现事情有诈时，应马上向公安机关报案。

（六十六）防扒
——乘车要小心

安全·防护

外出乘车时看管好自己的随身物品。

1. 不要在车站或者车上将自己的物品委托给陌生人看护，火车或者长途车停靠站后，购物时一定要注意自己随身携带的财物，应将贵重物品放在贴身的衣袋中。

2. 应注意在上公交车的一瞬间，小偷团伙中的一人会第一个抢上车，然后堵在车门处假装找钱或东西，使车门口的乘客出现拥挤现象，这时他们的同伙会伺机下手。

（六十七）防扒
——外出时要少带现金

安全·防护

在外出购物时，应提前估算一下大概需要多少钱，不要带过多的现金。现金不要放在外衣的口袋里，在拥挤的地方购物或办其他事情，要格外留神。老年人、残疾人是扒窃的主要目标，在需要购物时，最好有家人陪同，同时采取有效的防范措施，不给扒手留下可乘之机。

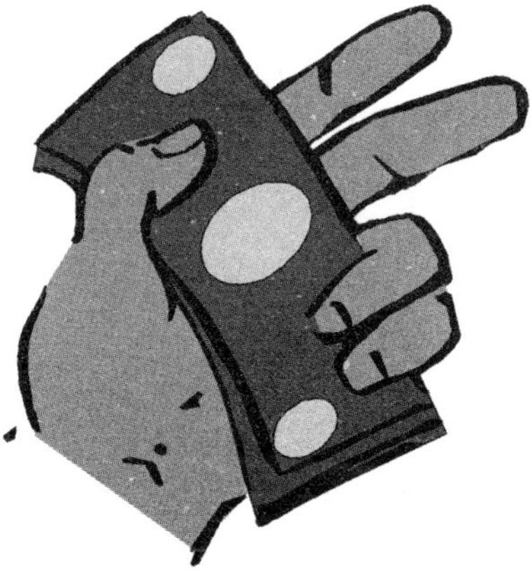

（六十八）防抢——提包要挎好

安全·防护

1. 出门时最好挎斜背包，并将包放在身前，防止行窃者从身后下手，或用刀片和其他利器划破背包，偷走财物。在公共场合一定要保持警惕，切忌随意把包放在自己难以随时掌控的地方。去超市时，千万不要把包放在购物推车里。

2. 只要我们提高警惕，时刻留意自己身边的财物，犯罪分子就无可乘之机。

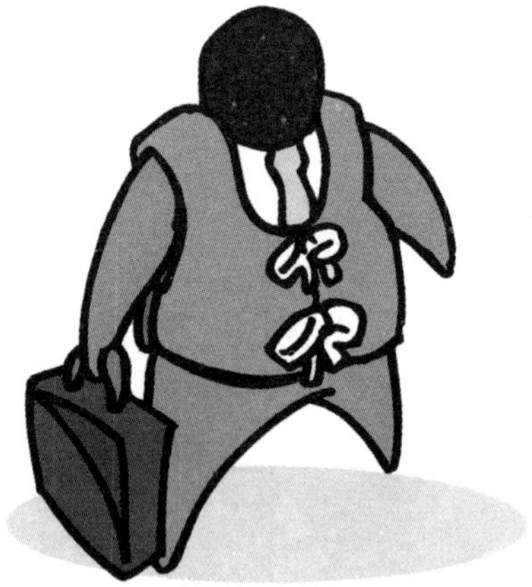

（六十九）防抢
——不要到偏僻的地方去

安全·防护

老年人为了清静，经常去一些偏僻的地方锻炼身体或散步，这时往往容易被抢劫犯盯上。他们犯案的方式一般有拦路抢劫、从背后突袭抢劫、持刀抢劫等。

因此，老年人和残疾人特别是女性最好不要到偏僻的地方。遇到抢劫时，应大声呼救，及时报案。

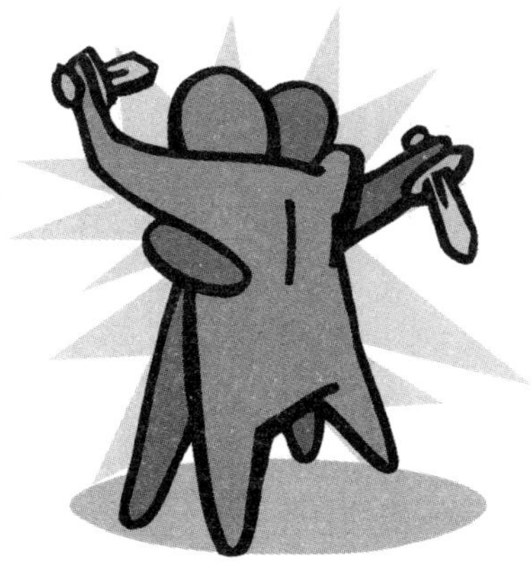

（七十）如何防范有人利用 ATM（取款机）进行诈骗活动

安全·防护

1. 老年人一般对取款机的操作不太熟悉，往往操作很慢，同时又专心致志，不注意身旁有人在盯着自己。因此，作案人就以“好心人”的面目出现，询问密码或在一旁观看你输入密码，再帮助你操作。他们故意让机器出故障，然后作案人又带你去找银行取回磁卡，此时，卡中的钱已经被其同伙取走。

2. 当你取款后，取款机上打出“回执条”，你一定要及时收回并销毁，防止骗子利用高科技手段根据“回执条”上的相关信息，复制你的银行卡，盗走你的现金。

（七十一）如何防范在银行门前被抢

安全·防护

在银行门前公开抢夺的作案人一般专盯老年人和残疾人。因此，需要取大额现金时最好两个人同去，取款后，应该马上回家，不可提着钱去超市、菜市场购物。当你从银行出来后，首先应看一看门前是否有人盯着你，如果发现情况异常应及时报警。

小贴士

一旦被抢，切忌只顾着哭嚷，而忘记了作案人的体貌特征。

（七十二）视觉、听觉障碍者如何辨别门外来人

安全·防护

视觉障碍者可以通过在大门和内墙上安装对讲机的形式，借助听觉来判别来访者的身份。

听觉障碍者的门铃则是在大门上安装一个传感器，当来访者按动门铃后，屋内显眼处将会有一个转盘不断闪光，通过视觉传递让存在听觉障碍的人知道有人来访。

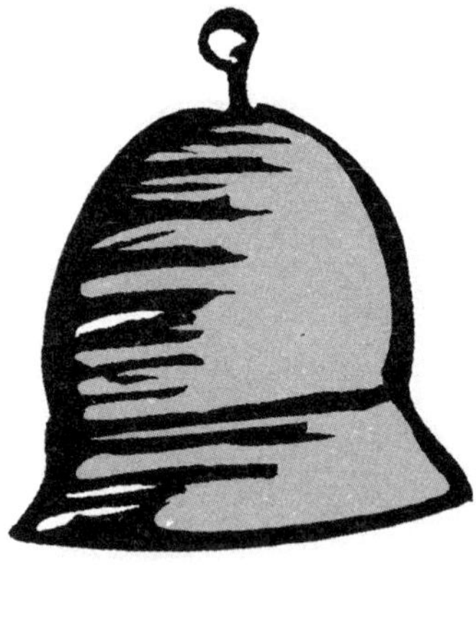

（七十三）交通意外防范方法之一

安全·防护

老年人和部分残疾人由于年老体弱、行动迟缓、视力听力较差，过马路时常常不能正确估计车速，有时只顾低头走路，根本就不看来往的车辆，因此，很容易发生意外。

1. 首先老年人在过马路时应集中精力，左右观望，确保安全后再过马路。

2. 老年人外出时，特别是晚上出门，最好穿浅色的服装，以便在夜间或光线昏暗的时候，较容易让驾驶员发现。

小贴士

1. 为了使视力障碍者行路方便和交通安全，应为他们制作涂有红白色标志的盲人手杖。

2. 听力和语言障碍者应掌握最简单的“停止”、“通行”、“快速通过”手势，以及了解、认识“人行道”、“十字路口”等交通安全标志。

3. 我国部分城市已在听力和语言障碍人群中

推出手机短信向 110 报警的平台服务。警方希望他们在使用手机短信报警时，首先要确保自身的安全，发送短信要包含事故地点、时间和主要情况，以便公安和交通机关处置。

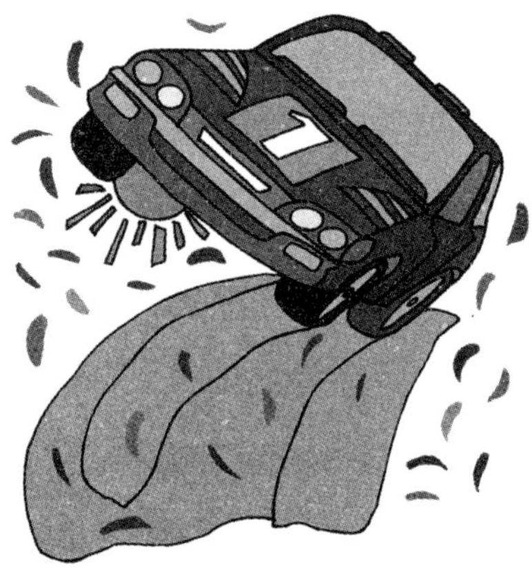

（七十四）交通意外防范方法之二

安全·防护

过马路一定要走人行横道，要左右观望，绿灯行、红灯停。

1. 老年人应使用手杖，以防在马路上发生意外。老年人外出，最好有年轻人陪伴，一个人尽可能少到马路上活动，也尽量不在交通高峰期骑自行车上马路或到车多人多的地方去。根据调查，65 岁以上老年人独自在路上行走时，发生事故的可能性比年轻人高 3 倍以上。

2. 若发生交通事故，老年人不要贪图一点小财与肇事者“私了”，以免造成终身遗憾。

（七十五）残疾人应按规定驾车

安全·防护

残疾人不可骑车、驾驶超排量和旧式残疾人专用车上路。

1. 聋哑人由于听觉障碍，严重影响了他们对道路情况的判断，他们在驾车时，很容易遇到危险。

2. 残疾人专用机动车是只限于下肢残疾者行走的代步车，驾驶残疾人专用车必须是符合驾车条件、取得驾驶证照的下肢残疾人员。残疾人专用机动车的发动机排量必须为50CC以下（含50CC），车速为25公里/时以下，无后载人座位，且取得国家产品质量技术鉴定认证。

3. 残疾人不允许驾驶机动车搞营运。残疾人在身体平衡、协调、灵活性上存在不便，处理紧急情况的应变能力较正常人低，因此载人、运货极易引发交通事故，危及自身和他人的安全。而事后的赔偿，又会使自身陷入困境，给残疾人家庭带来巨大的经济压力。